BEI GRIN MACHT SICH IHR WISSEN BEZAHLT

- Wir veröffentlichen Ihre Hausarbeit,
  Bachelor- und Masterarbeit

- Ihr eigenes eBook und Buch -
  weltweit in allen wichtigen Shops

- Verdienen Sie an jedem Verkauf

Jetzt bei www.GRIN.com hochladen
und kostenlos publizieren

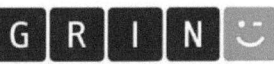

Bibliografische Information der Deutschen Nationalbibliothek:

Die Deutsche Bibliothek verzeichnet diese Publikation in der Deutschen National-
bibliografie; detaillierte bibliografische Daten sind im Internet über http://dnb.d-
nb.de/ abrufbar.

Impressum:

Copyright © 2017 GRIN Verlag, Open Publishing GmbH
Druck und Bindung: Books on Demand GmbH, Norderstedt Germany
ISBN: 9783668412781

Dieses Buch bei GRIN:

http://www.grin.com/de/e-book/354938/unterricht-zum-thema-helfersyndrom

Henrike Weber, Daniel Garbers

Unterricht zum Thema Helfersyndrom

GRIN Verlag

GRIN - Your knowledge has value

Der GRIN Verlag publiziert seit 1998 wissenschaftliche Arbeiten von Studenten, Hochschullehrern und anderen Akademikern als eBook und gedrucktes Buch. Die Verlagswebsite www.grin.com ist die ideale Plattform zur Veröffentlichung von Hausarbeiten, Abschlussarbeiten, wissenschaftlichen Aufsätzen, Dissertationen und Fachbüchern.

Besuchen Sie uns im Internet:

http://www.grin.com/

http://www.facebook.com/grincom

http://www.twitter.com/grin_com

Unterrichtskonzeption

zum Thema Helfersyndrom

Art der Prüfungsleistung:	**Studienarbeit**
Modul-Nr.:	**M14P**
Modulbezeichnung:	**Pflege-Didaktik**
Fakultät:	**MSH Medical School Hamburg**

Studiengang:	Medizinpädagogik TZ WS 13
Eingereicht von:	Daniel Garbers
	Henrike Weber
Eingereicht am:	06.02.2017

Gliederung

1. Bedingungsanalyse

Die in dieser Unterrichtseinheit zu unterrichtenden Schülerinnen und Schüler befinden sich in der Ausbildung zum examinierten Altenpfleger/in an einer Berufsfachschule für Altenpflege in Uelzen in Niedersachsen. Unterrichtseinheiten werden nach der Niveaustufe 3 des Niedersächsischen Rahmlehrplans für Altenpflegeberufe konzipiert.

Die Klasse besteht aus 24 Personen: 20 Schülerinnen und vier Schüler im zweiten Ausbildungsjahr. Die Altersstreuung liegt zwischen 20 und 29 Jahren, wobei das große Mittelfeld in der unteren Streubreite anzutreffen ist. Die Schülerinnen und Schüler bringen als Voraussetzung für diese Ausbildung einen Realschulabschluss oder einen gleichwertigen Abschluss mit. In der Klasse gibt es drei ausländische Schülerinnen: Zwei Polinnen und eine Türkin. Zwei Schüler aus dieser Klasse kommen aus einem sozialschwachen Umfeld - ihnen kann aber durch gezielte Hilfestellung und Einbezug in den Klassenverbund bislang mit Erfolg geholfen werden.

Das Klassenklima kennzeichnet sich durch ein freundliches, ausgewogenes, auf gegenseitiger Akzeptanz basierendes konstruktives Miteinander. Sprachbarrieren sind nicht vorhanden. Einige Schülerinnen fallen durch ihr Interesse und ihr motiviertes Verhalten positiv auf. Störungen des Unterrichts kommen recht selten vor.

Zu Beginn der Ausbildung haben Schülerinnen und Schüler mit der Lehrkraft einen Regelkatalog für einen guten Umgang miteinander entworfen, der gut eingehalten wird.

Die Schülerinnen und Schüler unterstützen sich gegenseitig bei Defiziten oder Verständnisproblemen. Dies konnte besonders in Gruppenarbeiten beobachtet werden. Die Sitzordnung der Klasse ist daher so gestaltet, dass die Schülerinnen und Schüler in sechs Lerngruppen an Vierer-Tischen zusammensitzen.

Der zeitliche Rahmen der Unterrichtssequenz umfasst 10 Stunden à 45 Minuten. Diese Stunden sind jeweils als Doppelstunden zusammengefasst. So entstehen fünf Sequenzen in denen je ein Thema des Lernfeldes behandelt wird.

Der beschriebenen Unterrichtseinheit Helfersyndrom gingen bereits Unterrichtssequenzen zum Thema Stress und Burnout voraus, die den Schülerinnen und Schülern als Hintergrundwissen dienen. Die Schülerinnen und Schüler wurden seit

Beginn der Ausbildung kontinuierlich in diesem Lernfeld unterrichtet und weisen dadurch bereits Handlungs- und Methodenkompetenzen für psychische Problemstellungen aus dem Berufsalltag auf.

Die Räumlichkeiten der Berufsfachschule zeichnen sich durch modern eingerichtete, helle Klassenzimmer aus. Auch das Mobiliar und die Ausstattung sind neuwertig und tragen zu einem guten Lernklima bei. Die Lehrkraft hat eine breite Auswahl an Medien zur Verfügung. Jedes Klassenzimmer verfügt über Beamer, Leinwand, Tafel und Whiteboard. Des Weiteren kann die Lehrkraft auf Arbeitsmaterialien wie Stifte, Kreide, Plakate und Bastelmaterialien zurückgreifen. In einem gesonderten Raum findet die Lehrkraft ein umfangreiches Sortiment an Lehrbüchern und Unterrichtsmaterial vor. Auch ein PC-Raum mit Wlan ist im Schulgebäude vorhanden. Dieser steht Schülern und Lehrern zur Verfügung.

Zum Abschluss der Bedingungsanalyse sei angemerkt, dass die Lehrkraft durch ihr abgeschlossenes Studium zum Medizinpädagogen mit den Fachrichtungen Gesundheits- und Pflegewissenschaften über ein solides Fach- und Methodenwissen verfügt. Dies befähigt sie die Unterrichtseinheit zu planen, zu gestalten, zu unterrichten und zu reflektieren. Hintergrund dieser Unterrichtseinheit sind die Module Pflege-Didaktik, Pädagogische Psychologie, Bildungsmanagement und berufliche Didaktik.

2.   Sachanalyse

Das erstmals 1977 von dem Psychiater Wolfgang Schmidbauer beschriebene Helfersyndrom ist eine für den Altenpflegeberuf wichtige und relevante Thematik. Die Wahl eines Helferberufs wie der der Altenpflegerin/ des Altenpflegers hängt oft mit altruistischen Motiven zusammen. Menschen in Helferberufen sind daher besonders gefährdet, ein Helfersyndrom zu entwickeln. Das Beschäftigen mit der Thematik kann dazu dienen, die eigenen Beweggründe zu reflektieren und zu hinterfragen. Des Weiteren kann die Auseinandersetzung mit dem vorliegenden Unterrichtsgegenstand der gesundheitlichen Prävention der Auszubildenden dienen. Im Rahmen des Themas werden wichtige Fachbegriffe wie Solidarität, Altruismus und Reziprozität eingeführt und erläutert. Zu Beginn der Unterrichtseinheit wird das Thema zunächst über die allgemeine Begrifflichkeit „Helfen" angebahnt. Über die Beschäftigung mit dem Thema Helfen findet dann eine didaktisch geplante Überleitung zum eigentlichen Inhalt statt.

Die Thematik Helfersyndrom umfasst neben Ursachen, Merkmalen und Ausprägungen auch das Ausmaß der Destruktivität für die Betroffenen und den Schaden, der den Schutzbefohlenen zugefügt wird.

3.   Bezug zum Bildungsplan

Lernfeld „Altenpflege als Beruf" -> darunter gegliedert Lernfeld „Altenpflege als Beruf ausüben"

Fasst die Lernfelder

- Berufliches Selbstverständnis entwickeln
- Mit Krisen und schwierigen sozialen Situationen umgehen
- Die eigene Gesundheit erhalten und fördern

der Ausbildungs- und Prüfungsordnung für den Beruf der Altenpflegerin und des Altenpflegers zusammen.

Zeitumfang: 240 Stunden

Ziele: Die Schülerinnen und Schüler erarbeiten sich persönliche und berufsrelevante Schwerpunkte für ihre praktische Tätigkeit in den Einrichtungen. Diese setzen sie im Rahmen der praktischen Ausbildung um. Sie setzen sich mit der Entwicklung des Berufes auseinander und schätzen die Bedeutung der Entstehung der Berufsgesetze ein. Daraus entwickeln sie ihre zukünftige Berufsrolle.

Sie stärken alte Menschen in ihrer Eigentätigkeit und begleiten sie in ihren Interaktionsprozessen. Sie setzen angemessen Grenzen und unterstützen die alten Menschen entsprechend ihrem individuellen Gesundheitszustand bei der Bearbeitung von Konflikten. Sie handeln situationsgerecht, authentisch und an ethischen Maßstäben orientiert auch in Krisen und schwierigen sozialen Situationen.

Dabei evaluieren sie kontinuierlich die Wirkung und Bedeutung der eigenen Persönlichkeit in der Arbeit mit alten Menschen und im Team. Berufsspezifischen Stress- und Belastungssituationen begegnen die Schülerinnen und Schüler, indem sie Maßnahmen zur Prävention und Bewältigung rechtzeitig anwenden. Auf dieser

Grundlage entwickeln sie eine Balance zwischen persönlicher Zufriedenheit und angemessenem beruflichen Verhalten.

Inhalte u.a.:

Ethische Herausforderungen der Altenpflege*

- Grundrechte

- Menschenwürde

- Selbstbestimmung

- Reflexion der beruflichen Rolle und des eigenen Handelns*

- Sozialisation, Motive der Berufswahl, existenzielle Erfahrungen

- Reflexion der eigenen Lebensgeschichte

Berufstypische Konflikte und Befindlichkeiten*, u. a.:

- Helferrolle / -syndrom

- Belastungen auf Grund von Rahmenbedingungen: Arbeitszeiten, Mitarbeitergruppe, räumliche Bedingungen, personelle Ressourcen

- Berührung, Ekel, Scham

- Grenzerfahrungen

- Burnout

- Mobbing

(Rahmenrichtlinien Altenpflege, Niedersachsen, 2017)

4.   Didaktische Analyse nach Klafki

4.1   Strukturanalyse

Folgende Strukturen weist das Thema Helfersyndrom bei Sichtung der Inhalte bereits auf: Es gibt eine beschreibende Definition des Begriffs Helfersyndrom und eine Tabelle mit der Unterscheidung solidarische und pathogene Hilfe. Im Zusammenhang mit dem Thema Helfen und Helfersyndrom können folgende Fachbegriffe einbezogen werden: „Altruismus", „Reziprozität", „Solidarität". Die Aspekte des Helfersyndroms untergliedern sich weiterhin in Nutzen, Schaden, Merkmale, Ursachen, Ausprägungen und Prävention.

Diese bereits vorhandenen Strukturen werden für die Unterrichtsplanung aufgegriffen und mit Inszenierungen wie Storys und Bildmaterial umgesetzt. Der Unterricht als solcher wird zusätzlich durch die einzelnen aufeinander aufbauenden Unterrichtsphasen strukturiert.

4.2 Exemplarische Bedeutung

Die Reflexion des pflegerischen Handelns in der beruflichen Anforderungssituation in Bezug auf die Problemstellung Helfersyndrom steht exemplarisch für das Reflektieren des eigenen Handelns in anderen beruflichen Kontexten. Somit lernen die Schülerinnen und Schüler ihr berufliches Handeln zu hinterfragen und gegebenenfalls ins Positive zu regulieren. Die Fähigkeit das eigene Handeln kritisch zu reflektieren, lässt sich nicht nur auf berufliche Kontexte übertragen. Vielmehr können die Schülerinnen und Schüler durch die im vorliegenden Unterricht erworbenen Kompetenzen auch private Problemstellungen in Bezug auf ihr eigenes Handeln besser reflektieren und zuordnen.

4.3 Gegenwartsbedeutung

Vor dem Hintergrund der steigenden beruflichen Anforderungen, insbesondere in der Pflege – ist es von äußerster Wichtigkeit eigene Intentionen zu identifizieren und die daraus resultierenden Handlungen unter Berücksichtigung salutogenetischer Ausrichtung umzusetzen. Ausschlaggebend hierfür sind Personalengpässe, Krankheitskompensation, Aufgabenverdichtung und der damit verbundene Distress. Des Weiteren geht es darum, Grenzen der Hilfsbereitschaft in dem gewählten Helferberuf aufzuzeigen. Pflegekräfte wollen anderen Menschen helfen, dürfen sich selbst dabei aber nicht vergessen.

4.4 Zukunftsbedeutung

Um im beruflichen Alltag psychisch und physisch gesund zu bleiben und unbewussten pathogenen Verhaltensmustern entgegen zu wirken, ist der Unterrichtsinhalt zum

Thema Helfersyndrom obligat. Die Auseinandersetzung mit diesem Thema dient aber nicht nur der Gesunderhaltung, sondern letztlich auch der Burnout Prävention.

4.5 Zugänglichkeit:

Das im Einstieg verwendete Bild, als gewähltes didaktisches Instrument, dient einerseits der thematischen und emotionalen Zugänglichkeit - anderseits bietet des durch provokative Attribute eine Grundlage zur Diskussion.

Im weiteren Verlauf des Einstiegs wurden aus Gründen der didaktischen Reduktion nur die wesentlichen themenbezogenen Fachbegriffe erörtert.

Es wurde ein Comic als didaktisches Mittel gewählt, weil es zum einen anschaulich und zum anderen praxisnah gestaltet ist. Die Schülerinnen und Schüler haben durch den Comic einen emotionalen Zugang, durch den sie sich in dem Beispiel wiederfinden und sich mit dem Kontext identifizieren können.

Die komplexe Thematik Helfersyndrom wurde durch Unterscheidungsmerkmale in Tabellenform auf ein übersichtliches und gut verständliches Maß reduziert.

Kleine selbst zu bearbeitende Fallbeispiele ermöglichen nicht nur den Zugang auf emotionaler Ebene, sondern schaffen die Basis für die Unterscheidung der solidarischen und der pathogenen Hilfe.

5. Makroanalyse

Die Schülerinnen und Schüler hatten bisher in diesem Lernfeld folgende Inhalte: Stress (Stressreaktionen/Stresshormone, Stressmodelle), Burnout (Burnoutphasen, Entstehung, Verlauf und Therapie)

6. Zielsetzung

6.1 Kompetenzen

Die im vorliegenden Unterricht anzubahnenden Kompetenzen sind nach dem KMK Kompetenzbegriff ausgerichtet. Der KMK Kompetenzbegriff eignet sich für die vorliegende Unterrichtskonzeption, da er die unterschiedlichen Kompetenzdimensionen beinhaltet.

Alle Kompetenzdimensionen des KMK Begriffs werden abgebildet. In der untenstehenden Tabelle ist aus Gründen der übersichtlichen Veranschaulichung außer der Kompetenz die jeweilige im Verlauf des Unterrichts stattfindende Handlung der Schülerinnen und Schüler aufgeführt.

Kompetenz		Handlungsebene
1. Die Schülerinnen und Schüler assoziieren spontan eigene Vorstellungen und Gedanken zum Thema „Helfen" (Methodenkompetenz/ Selbstkompetenz)	indem sie	ein Brainstorming zum Begriff „Helfen" durchführen.
2. Die Schülerinnen und Schüler kennen drei Fachbegriffe zum Thema Helfen (Fachkompetenz)	indem sie	drei themenbezogene Fremdwörter erarbeiten, erläutert bekommen und vom Whiteboard abschreiben.
3. Die Schülerinnen und Schüler erarbeiten anhand von Fallbeispielen begründete Lösungsansätze für Handlungsoptionen (Methodenkompetenz/	indem sie	sich mit Einzelfällen auseinandersetzen, diese in einer Kleingruppe diskutieren und Argumente für oder gegen das Helfen

Sozialkompetenz, kommunikative Kompetenz)		gemeinsam festlegen.
4. Die Schülerinnen und Schüler erfassen alle Unterscheidungsmerkmale von solidarischer und pathogener Hilfe (Methodenkompetenz/ Fachkompetenz)	indem sie	auf Basis ihrer Argumente gemeinsam mit der Lehrkraft eine Unterscheidungstabelle erstellen.
5. Die Schülerinnen und Schüler kennen die vollständige Definition des Helfersyndroms (Methodenkompetenz, Fachkompetenz)	indem sie	ein karikatives Bild mit Helfersyndrom-Problematik betrachten, beschreiben und interpretieren.
6. Die Schülerinnen und Schüler erschließen sich Lebenswelten von Helfersyndrom Betroffenen und entwickeln ein vertieftes Verständnis für Hintergründe, Ursachen und Ausprägungen (Methodenkompetenz/ Selbstkompetenz)	indem sie	sich mit zwei Geschichten von Betroffenen auseinandersetzen und diese diskutieren.
7. Die Schülerinnen und Schüler interpretieren eine berufliche Alltagssituation, identifizieren alle pathogenen Handlungsmerkmale und reflektieren vor diesem Hintergrund ihr eigenes	indem sie	sich mit einem Comic aus dem Pflegealltag beschäftigen und die dargestellten Szenen interpretieren und kritisch reflektieren.

berufliches Handeln (Methodenkompetenz/ Selbstkompetenz)		
8. Die Schülerinnen und Schüler verinnerlichen die Relevanz und Wichtigkeit der Thematik und reflektieren diese vollumfassend für die Bedeutsamkeit ihrer eigenen beruflichen Identität (Selbstkompetenz)	indem sie	die Unterrichtsinhalte am Ende der Stunde Revue passieren lassen und die berufliche Relevanz und Wichtigkeit des Themas vor Augen geführt bekommen und nachvollziehen.

6.2 Lehrziel

Das übergeordnete Lehrziel der geplanten Unterrichtskonzeption lautet:

Die Schülerinnen und Schüler verfügen über fundiertes Wissen zur Helfersyndrom Problematik. Sie können pathogene Verhaltensmuster beurteilen sowie diesbezügliche Unterscheidungsmerkmale, Ausprägungen und Zusammenhänge kritisch reflektieren und diskutieren.

7. Unterrichtsphasen

7.1 Einstieg

Das Thema "Helfersyndrom" wird den Schülerinnen und Schüler zu Beginn des Unterrichts nicht genannt. Stattdessen finden sie ein per PowerPoint an die Wand geworfenes einfaches Bild von einem Mann, der einem anderen aufhilft. Die Schülerinnen und Schüler sollen beschreiben, um was es sich auf dem Bild handelt und sobald sie auf den Begriff „Helfen" gekommen sind, wird ein Brainstorming zu dem Begriff „Helfen" durchgeführt. Vorne an der Wand steht nun die Frage: „Was ist Helfen?"

Das Brainstorming sieht so aus, dass jeder Schüler der Reihe nach spontan eine Assoziation dazu ausspricht. Den Schülerinnen und Schülern wird erläutert, dass sie nicht lange überlegen sollen, sondern ihren ersten Gedanken aussprechen sollen. Es geht nicht um falsch oder richtig. Wenn einem Schüler nichts einfällt, ist es auch nicht schlimm – dann macht der Nächste weiter.

Im Anschluss an das Brainstorming stellt die Lehrkraft drei Fremdwörter vor, die im Zusammenhang mit dem Thema Helfen stehen. Bevor sie die Begriffe und ihre jeweilige Bedeutung anschreibt, fragt sie die Klasse, ob die Bedeutung bekannt ist. Bei richtigen Antworten lobt sie bestätigend, bevor sie die jeweilige Antwort anschreibt.

7.2   1. Erarbeitungsphase

Die Schülerinnen und Schüler erhalten jeweils zu dritt ein kurzes Fallbeispiel, in dem eine Szene beschrieben ist. Die Aufgabe für die Schülerinnen und Schüler lautet, dass sie nach Lesen des Beispiels entscheiden sollen, ob sie helfen würden oder nicht. Wichtigste Aufgabe ist jedoch die Begründung zu klären: Wenn geholfen werden soll – warum? Und wenn nicht geholfen werden soll – warum nicht?

7.3   1. Ergebnissicherung

Nachdem die Schülerinnen und Schüler fünf Minuten Zeit hatten, sich in ihrer Dreiergruppe zu besprechen und sich die Antworten zu überlegen, werden sie aufgefordert der Reihe nach ihre Antworten zu nennen. Die Lehrkraft fasst die Begründungen zusammen und überträgt sie in eine Tabelle am Whiteboard. Die Tabelle umfasst die Unterscheidung zwischen dem solidarischen (dem „guten" oder „richtigen") Helfen und dem pathogenen (dem „schlechten" oder „falschen") Helfen.

Die Tabelle könnte in etwa so aussehen:

Solidarisches Helfen	Pathogenes Helfen
• Beachtet eigene Bedürfnisse • Wahrt die Privatsphäre des Anderen • Reflektiert und wägt ab • Beachtet Ressourcen • Behält das Ganze im Blick • Bleibt selbstbewusst • Beachtet eigene Grenzen • Bringt sich nicht selbst in Gefahr • Sorgt zuerst für sich • Fragt nach dem tatsächlichen Nutzen • Kooperiert mit anderen	• Beachtet eigene Bedürfnisse und Grenzen nicht • Ist übergriffig • Beachtet die Privatsphäre des anderen nicht • Ist selbstvergessend • Bringt sich ggf. selbst in Gefahr • Ist selbst unversorgt • Beachtet die Ressourcen des Anderen nicht • Reflektiert nicht • Hilft um des Helfens willen

(vgl. Seele und Gesundheit, 2017)

Da davon auszugehen ist, dass die Schülerinnen und Schüler bei den jeweilig beschriebenen Szenen für ein Nicht-Helfen entscheiden würden, würden die Antworten überwiegend in die linke Tabellenspalte übertragen werden. Um das Gegenstück zu beschreiben und in die andere Spalte zu übertragen, bespricht die Lehrkraft mit den Schülerinnen und Schülern was hier die falsche, bzw. unerwünschte Variante wäre.

7.4 2. Erarbeitung

Wenn die Tabelle vollständig gesichert ist, wirft die Lehrkraft per PowerPoint ein Bild an die Wand. Das Bild stellt eine Pflegekraft dar, die einen im Bett liegenden älteren Patienten versorgt. Sie gibt ihm Essen, hat eine Wärmflasche auf seinem Kopf platziert und rundherum liegen Verbandszeug und andere Utensilien, die davon zeugen, dass die Pflegekraft den Patienten vielfältig umsorgt. Zusätzlich hat der Patient eine Kette mit Schloss an seinen Füßen zu denen die Pflegekraft den Schlüssel am Gürtel hat.

Das Bild soll die Merkmale des Helfersyndroms charakterisieren. Die Pflegekraft nimmt dem Patienten alle Selbständigkeit und beachtet dessen eigene Ressourcen nicht. Schloss und Schlüssel machen auf symbolische Art deutlich, dass die Pflegekraft den Patient den Patienten durch ihre „Hilfe" gefangen hält, bzw. an sich bindet.

Die Schülerinnen und Schüler werden nun also zur Betrachtung des Bildes aufgefordert. Sie sollen es zunächst auf sich wirken lassen. Was ist dargestellt? Worum geht es? Was fällt auf? Solche und ähnliche Fragen sollen nun die Schülerinnen und Schüler zum Analysieren des Bildes anregen.

Die Lehrkraft hält sich hier mit eigenen Kommentaren zurück und gibt den Schülerinnen und Schülern Raum für Beschreibungen des Bildes und für möglichen Interpretationen. Bei zögerlichen Antworten gibt sie unterstützende Impulse und regt das Denken der Schülerinnen und Schüler immer wieder durch gezielte Fragen an.

7.5   2.Ergebnissicherung

Wenn die Schülerinnen und Schüler die Aussage des Bildes erfasst haben, fasst die Lehrkraft das erarbeitete Ergebnis zusammen, indem sie nun eine klare Definition zu dem Begriff „Helfersyndrom" liefert. Diese wirft sie per PowerPoint an die Wand und lässt sie von den Schülerinnen und Schülern abschreiben. Die Definition lautet:

Ein Helfersyndrom liegt vor, wenn der Helfer wegen eines eigenen Bedürfnisses nach Bestätigung so sehr...

von der Rollenposition des Helfers

oder von Dank und Zuwendung des Hilfsempfängers

... abhängt, dass er seine Hilfsbereitschaft auch dann nicht drosseln kann, wenn er sich ausgelaugt, ausgenutzt oder missbraucht fühlt.

(Seele und Gesundheit, 2017)

7.6　3. Erarbeitung

Die Lehrkraft lässt nun per PowerPoint das Bild eines Jungen an der Wand erscheinen. Darüber steht: Das ist Egon… Die Geschichte von Egon wird von der Lehrkraft mit guter Betonung vorgelesen. Die Schülerinnen und Schüler werden in das Schicksal eines Menschen emotional mit hineingenommen. Es entstehen Bilder vor ihren Augen und sie können sich mit der Situation von Egon auseinandersetzen.

7.7　3. Ergebnissicherung

Nach dem Vorlesen stellt die Lehrkraft den Schülerinnen und Schülern Fragen zu der Story: Warum ist es Egon so ergangen? Was war hier los? Durch die Beschäftigung mit Egons Fall erarbeiten die Schülerinnen und Schüler die Ursachen und Beweggründe des Helfersyndroms. Weiterhin können sie verstehen, was das Helfersyndrom dem Helfenden bringt. Zur vertiefenden Sicherung wirft die Lehrkraft eine Tabelle an die Wand, in der der (vermeintliche) Nutzen des Helfersyndroms als Übersicht dargestellt ist:

Ich bin gut.	Sonst täte ich es nicht.
Ich bin wertvoll.	Denn ich nütze anderen.
Ich werde gebraucht.	Auf mich kann man nicht verzichten.
Ich bin fähig.	Sonst könnte ich nicht helfen.

(Seele und Gesundheit, 2017)

Eine weitere Folie wird angeworfen:

Wer als Helfer auftritt, lenkt Aufmerksamkeit auf sich. Der Hilfeempfänger wendet sich dem Helfer zu. Seine Zuwendung signalisiert Wertschätzung und Verbindlichkeit. Dadurch werden zwei Bedürfnisse des Helfers befriedigt:

- *Das Bedürfnis nach Zugehörigkeit*
- *Das Bedürfnis nach Bestätigung des Eigenwerts*

(Seele und Gesundheit, 2017)

Hier wird nochmals auf Egons Story Bezug genommen. Die Aussage der Folie wird anhand von Egons Beispiel erläutert.

7.8   4. Erarbeitung

Nun erscheint das Bild eines jungen Mannes an der Wand. Darüber steht: Das ist Barney. Die Lehrkraft liest mit guter Betonung die Geschichte von Barney vor. Sie gibt den Schülerinnen und Schülern die Chance Barneys Geschichte auf sich wirken zu lassen, dann regt sie zur Diskussion an. Sie stellt Fragen und gibt bei Bedarf Impulse.

7.9   4. Ergebnissicherung

Durch die Auseinandersetzung mit Barneys Schicksal erarbeiten die Schülerinnen und Schüler die schädlichen Auswirkungen des Helfersyndroms einerseits für den Betroffenen selbst – andererseits für den Hilfeempfänger. Die Schülerinnen und Schüler haben durch das Beschäftigen mit einem lebendigen Fallbeispiel die Chance sich in die Lebenswelt eines Betroffenen hineinzudenken. Sie können schadhafte Auswirkungen verstehen und nachvollziehen. Zur Vertiefung dieses Inhalts wirft die Lehrkraft folgende Tabelle an die Wand:

Das Helfersyndrom schadet..

Helfern	und	Hilfeempfängern
Keine Selbstfürsorge, Verdrängen eigener Bedürfnisse		Eigene Ressourcen verkümmern
Bleibt der erhoffte Dank aus, ist der Helfer frustriert und enttäuscht		Übermäßige Hilfe löst ggf. Schuldgefühle aus

(vgl. Seele und Gesundheit, 2017)

Die Lehrkraft erläutert, dass die pathogene Hilfe dem Hilfeempfänger jedoch nicht zwangsläufig schadet. Sie kann sich aber schädlich auswirken, wie man an Barneys Beispiel erkennen kann.

7.10 Transfer

In diesem Unterrichtsabschnitt wird den Schülerinnen und Schülern ein zweiseitiger Comic verteilt, der eine Fallsituation aus dem Pflegealltag in bunten Panels darstellt. Die Panels sind mit Sprech- oder Denkblasen versehen. Die Story ist einfach gehalten und dockt durch polarisierende in Bildern gezeigte Handlungsabläufe direkt an die Praxiserfahrungen der Schülerinnen und Schüler an.

Die Schülerinnen und Schüler können die Story zunächst auf sich wirken lassen und sie dann interpretieren. Sie können durch betrachten des Comics und durch Diskussion in der Klasse die pathogenen Handlungsmerkmale identifizieren. Vor diesem Hintergrund werden sie nun auch in die Lage versetzt, ihr eigenes berufliches Handeln zu reflektieren und kritisch zu hinterfragen.

7.11 Stundenschluss

Am Ende der Stunde lassen Lehrkraft und Schülerinnen und Schüler die bearbeiteten Unterrichtsinhalte zum Thema Helfersyndrom gemeinsam Revue passieren und kommen zu einem zusammenfassenden Fazit. Im austauschenden Gespräch werden Relevanz und Bedeutsamkeit des Themas für die berufliche Entwicklung beleuchtet. Letztlich werden die psychische und physische Gesunderhaltung und damit verbundene präventive Aspekte und in den Fokus gestellt und abschließend diskutiert.

8. Unterrichtssequenz in tabellarischer Form

Unterrichtsphase		Inhalte	Didaktisches Prinzip	Methode/Sozialform	Zeit
I.	Einstieg	Helfersituation, Frage: Was ist Helfen? Begriff: Helfen, 3 Fachbegriffe	Prinzip der Aktivierung	Abbildung PowerPoint, Fragestellung, Brainstorming, Tafelbild/ Whiteboard	15
II.	1. Erarbeitung	Fallbeispiele zum Thema Helfen	Prinzip der Aktivierung und Aufgabenorientierung	Gruppenaustausch, Diskussion	5
II.	1. Ergebnissicherung	Unterscheidung solidarische/ pathogene Hilfe	Prinzip der Strukturierung	Tabelle am Whiteboard	5
III.	2. Erarbeitung	Bildliche Szene: Helfersyndrom im Pflegealltag	Prinzip der Visualisierung	Bilddiskussion (Bild in der PPP)	10
III .	2. Ergebnissicherung	Definition Helfersyndrom	Prinzip der Zielorientierung	PowerPoint, Besprechen, Abschreiben	5
IV.	3. Erarbeitung	Lebenswelt eines Helfersyndrom Betroffenen	Prinzip der Aktivierung	„Story telling" mit Foto des Betroffenen	5
IV. 3. Ergebnissicherung		Ursachen und Ausprägungen des Helfersyndroms	Prinzip der Zielorientierung	Diskussion, Tabelle/ PowerPoint	10
V.	4.Erarbeitung	Lebenswelt eines Helfersyndrom Betroffenen	Prinzip der Aktivierung	„Story telling" mit Foto des Betroffenen	5
V .	4.Ergebnissicherung	Zusammen-hänge und schadhafte Folgen des Helfersyndroms	Prinzip der Zielorientierung	Diskussion, Tabelle /PowerPoint	10

VI.	Transfer	Helfersyndrom-Problematik im Pflege-Alltag	Prinzip der Visualisierung und Aktivierung	Comic, Diskussion	15
VII.	Stundenschluss	Berufliche Relevanz und Bedeutsamkeit des Themas	Prinzip der Zielorientierung (Komplexität) Und Prinzip der Wiederholung	Zusammenfassung, Fazit, Diskussion	5

9. Anhang

Die Geschichte von Barney

Barney, 27, war ein junger Mann mit schüchternem Blick und leiser Stimme. Statt seine eigene Karriere voran zu treiben, half er jeden Tag bei seiner Schwester Josy, die nebenan wohnte. Es gab Hausarbeit, Reparaturen und Einkäufe zu erledigen. Josy war 24 Jahre alt und eigentlich auf dem Weg selbständig zu werden. Durch Barneys Fürsorge wurde diese jedoch zu einer verwöhnten, egoistischen Person. Sie ließ sich Brötchen ans Bett servieren und verlangte sogar, dass Barney ihr die Post aus dem Hof heraufholte.

Manchmal, wenn sie nachts wach lag, plagte sie das schlechte Gewissen, dass sie ihren Bruder so ausnutzte und ihm keine Gegenleistung entgegenbrachte. Als sie ein halbes Jahr später endlich einen Ausbildungsplatz als Hotelfachfrau bekam, bestand sie die Probezeit nicht, weil sie sich oft verspätete und weil ihr Arbeitsverhalten zu wünsche übrigließ. Auch bei Barney lief es nicht. Seine ursprünglichen Pläne, in die Geschäftsleitung seiner Firma aufzusteigen, scheiterten, weil er sich nicht sehr engagierte. Seine Schwester hatte ihn zu sehr beansprucht. Er war mit seinen Gedanken häufiger bei ihren Problemen als bei seinem eigenen.

Wenn man nun meinte, Josy sei ihrem Bruder dankbar, irrte man sich. Sie schrieb Barney einen bitterbösen Brief, er möge nicht mehr rüberkommen, er habe ihr Leben zerstört. Barney war tief enttäuscht. Was hatte er falsch gemacht?

Die Geschichte von Egon

Egon, ein lebhafter, blonder Bursche mit ehrlichem Blick und Lachgrübchen, besuchte ein privates Gymnasium und musizierte.

Die Tatsache, dass er Einsen schrieb und Klassenbester war, erfüllte seine Eltern mit Stolz. Weil Egon für außergewöhnliche Leistungen gelobt wurde, gab er sich viel Mühe. Wenn die Eltern renommierte Gäste empfingen, baten sie Egon auf der Violine vorzuspielen. Als er studierte, lebte er sein Bedürfnis nach Zuwendung dadurch aus, dass er für andere da war. Er fühlte sich wertvoll, wenn er für Freunde Möbel schleppte, ihnen Hausarbeiten schrieb oder ihnen Geld borgte. Solange man ihm dankbar war, hatte er das Gefühl wichtig und unentbehrlich zu sein.

Wenn man seine Hilfe ablehnte oder nicht dankbar war, überfielen ihn Frust und Enttäuschung. Dann half er anderen aber umso mehr - immer auf der Suche nach Aufmerksamkeit und Anerkennung. Er war so sehr mit den Aufgaben der anderen beschäftigt, dass er für seine eigenen Bedürfnisse nicht sorgen konnte.

Fallbeispiele

1. Eine junge Frau steht laut weinend in ihrer Erdgeschosswohnung und wirft Teile eines Briefes aus dem Fenster. Du gehst genau unter ihrem Fenster entlang - eure Blicke begegnen sich. Sollst du sie ansprechen und nach ihrem Kummer fragen?

2. Deine Tochter bittet dich ihre Hausaufgaben zu übernehmen, da sie diese zu anstrengend findet und der Meinung ist, dass es für dich viel leichter sei.

3. Du hast starke Rückenschmerzen und wirst von einem älteren Ehepaar gefragt, ob du ihnen die schweren Einkäufe ein paar Treppen hochtragen könntest.

4. Deine Freundin bittet dich auf ihren Dackel aufzupassen, du bist aber gerade überlastet und steckst über beide Ohren in Arbeit.

5. Dein Sohn gibt stets zu viel Geld aus und hat den Umgang mit Geld einfach noch nicht gut gelernt. Er bittet dich wieder einmal um eine größere Summe, doch du hattest dir eigentlich fest vorgenommen, ihm erstmal nichts mehr zu geben. Er hat jedoch gute Argumente und setzt alles daran dich zu überzeugen.

6. Du hast zwei Kinder, einen Hund und zwei Meerschweinchen und bist berufstätig. Deine Wohnung ist klein und es gibt keinen Garten. Die Kinder sind laut – die Nachbarn von nebenan haben sich schon mehrfach beschwert. Nun bittet dich deine Cousine um Herberge, weil ihr Freund sie rausgeworfen hat. Würdest du sie aufnehmen?

10. Quellen

Prof. Dr. Jank, Werner & Prof. Dr. Meyer, Hilbert, *Didaktische Modelle*,11. Auflage, 2002, Cornelsen Schulverlage GmbH, Berlin

Dipl. Psych. Wirsing, Kurt, *Psychologisches Grundwissen für Altenpflegeberufe, ein praktisches Lehrbuch*, 5. Auflage, 2000, Psychologie Verlags Union, Weinheim, S. 352

Wolfgang, Schmidbauer. *Die hilflosen Helfer. Über die seelische Problematik der helfenden Berufe*, 1977, Reinbek 24

Seele und Gesundheit, http://www.seele-und-gesundheit.de/diagnosen/helfersyndrom.html, Zugriff am 09.01.2017

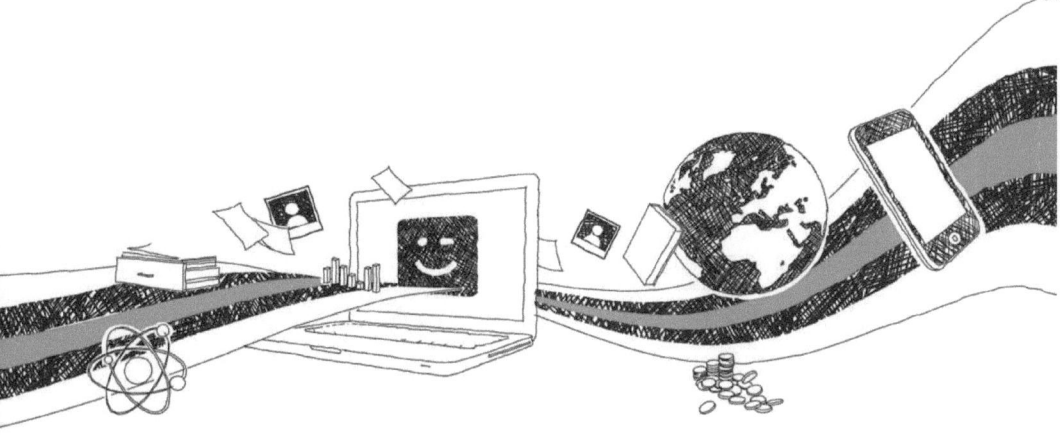
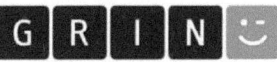